APERÇU

sur

LA RENOVATION ET LA MUE

DANS L'ORGANISME HUMAIN

PAR

J. MACKIEWICZ

Médecin de 1ᵉ classe, Membre de la Société médicale
d'Emulation de Paris et de la Société médico-chirurgicale d'Hufeland
a Berlin

PARIS

IMPRIMERIE DE MOQUET
92, rue de la Harpe
1857

[illegible]

[illegible]

[illegible]

AVANT PROPOS.

Au milieu des nombreuses découvertes que nous rencontrons dans le monde médical , la question de rénovation et de mue dans l'organisme humain, occupe une situation indéterminée encore ; car les hommes de science sont divisés sur ce point. Les uns , d'après leur tendance personnelle , avaient fait des essais et les ont consolidés par leur expérience éprouvée; les autres, sans recourir à aucune analyse détaillée, les ont rejetés.

Chose singulière, les hommes de profession eux-mêmes , dont les observations scientifiques et les considérations auraient une grande valeur dans la question que nous traitons , semblent parfois la méconnaître et dénier, comme s'ils étaient instruits pour contester les nouvelles vérités découvertes, et les contester d'autant plus qu'elles paraissent plus compliquées.

Les découvertes connues de tout le monde , par exemple l'affinité magnétique du fer, la création du feu par frottement, etc., étaient , dans le temps de leurs découvertes, comptées au nombre des choses imaginaires.

La renovation et la mue , rejetées par quelques-uns aujourd'hui, deviendront avec le temps, et on n'en pourra plus douter, une vérité; et ceux même qui les contestaient s'empresseront de reconnaître leur erreur et n'auront à opposer, pour leur justification, que les motifs qui les rendront absous du reproche de leur incrédulité.

APERÇU

sur

LA RENOVATION ET LA MUE

dans l'organisme humain.

CONSIDÉRATIONS PRÉLIMINAIRES.

Avant d'aborder l'étude des quetions pathologiques, il convient d'établir, comme point de départ, un principe physiologique, dont la connaissance est indispensable à l'intelligence du sujet qui nous occupe.

Depuis le commencement jusqu'à la fin de notre existence, il se passe en nous un mouvement non interrompu de la matière qui compose nos organes. Ce mouvement, en vertu duquel nous sommes soumis à un renouvellement continu, consiste en deux séries d'actes vitaux, concourant au même but par deux voies différentes. Les uns fournissent à l'organisation les matériaux du monde extérieur, les élaborent, pour les transformer en particules organiques et pour les rendre aptes à être convertis en notre propre substance. C'est là ce qu'on appelle le mouvement de composition ou d'assimilation,(*rénovation*).·Les autres détruisent parcelle par parcelle,la trame de nos tissus, les convertissent en produits nouveaux destinés à être rendus au monde extérieur ; c'est là le mouvement de décomposition ou d'élimination, (*mue*) (1).

Cette mutation permanente de la matière est une loi générale de la nature, et la vie n'est, selon l'expression de *Cuvier* et de *Schultz*, qu'un tourbillon continuel, un va-et-vient de la matière, une métamorphose des différents éléments.

Cette rénovation organique de l'homme a, de tout temps, beaucoup occupé les physiologistes, qui n'ont cessé de chercher à en pénétrer les mystères. On est allé jusqu'à assigner des limites fixes à son évolution complète dans chaque être organique.

L'homme devait, disait-on, être renouvellé entièrement dans l'espace de sept ans. Mais on conçoit aisément que cette durée ne peut avoir rien de stable, et qu'elle doit varier selon une foule de circonstances, qui changent l'intégrité des rapports entre le double mouvement de composition et d'élimination.

Or, c'est de l'intégrité de ces rapports et du parfait équilibre entre ces deux différentes fonctions, que dépend la santé, tandis que toute cause qui en dérange la régularité conduit à la maladie.

Pour mieux comprendre la métamorphose ainsi posée, il convient de prouver par quelle manière ce double mouvement se passe en nous dans les différents systèmes en particulier.

---

(1) M. Schultz et nous, nous avons adopté ce terme, car les actes vitaux de décomposition et d'élimination sont analogues à la mue des animaux.

RÉNOVATION ET MUE DU SANG.

On peut considérer l'estomac et le canal intestinal tout entier comme un vase, dans lequel le sang serait dans un état imparfait.

Tous les aliments dont nous faisons usage contiennent ces deux parties principales : le charbon et l'azote.

Le charbon prédomine dans les aliments du règne végétal , et l'azote dans les aliments du règne animal.

Le charbon contribue à la formation de la graisse (*pinguedo*), l'azote à la formation de l'albumine (*albumen*).

Quand les aliments sont dans l'estomac, ils sont acides et contiennent beaucoup de principes sucrés (1) ; mais après s'être mêlés à la bile , ils se neutralisent et présentent une masse qui se compose des deux parties; d'un fluide transparent ou d'albumine, et des petits groupes de graisse, qui , après quelque temps , se contractent dans les vaisseaux lymphatiques et forment les noyaux (*nuclei*) des globules sanguins. En même temps une partie du fluide qui entoure ces noyaux, forme autour d'eux une membrane (*coque*), l'autre partie reste pour former le fluide plastique.

(1) Une partie de ces aliments, comme par exemple : la gomme, le sucre, les parcelles graisseuses, est absorbée directement dans le sang par les veines. — On pourrait dire que la rate est une grande glande lymphatique destinée à transformer les parties sucrées du sang en graisse et albumine, pour en faire de la lymphe et du sang. (SCHULTZ.)

La fonction de ces globules est de respirer, et leur première respiration et coloration commence sous l'influence de la contraction de ces mêmes globules, dans le système lymphatique, par l'absorption de l'oxygène (comme dans le placenta) du sang artériel.

Le développement et la rougeur de ces jeunes globules sanguins augmentés dans le sang et dans les poumons, font que, non-seulement le sang lui-même, mais encore toutes les parties constituantes du corps, sont renouvellées : tandis que les vieux globules sanguins, après avoir exercé toutes leurs fonctions physiologiques, privés de noyaux et chargés de principe colorant, épuisent leur vitalité, deviennent lourds, circulent moins vite, s'arrêtent dans la *veine-porte*, se fondent en une substance noire et sale, et entrent dans le foie, où ils se transforment en bile, qui n'est autre chose que le produit de la mue du sang.

D'après cela, il n'est pas difficile de trouver la différence entre la renovation et la mue du sang et de comprendre positivement que la bile produite par la mue du sang dépend de sa rénovation d'une manière déterminée.

Voyons maintenant la différence qui existe entre la rénovation et la mue du sang altéré.

Le sang mélanotique. Les globules sanguins sont vieux, usés, lourds et surchargés d'un principe colorant mélanotique.—Ces globules ne sont pas aptes à respirer et ne dépérissent pas à leur temps (mue du sang supprimée.)

Ce sang se trouve en stases dans la veine-porte et provoque des hémorrhoïdes, des affections du foie, des poumons, etc.

Le sang veineux. Le sang est noir à cause de la respiration supprimée; mais il est apte à respirer, parce que les globules sanguins sont forts, et si on les agite dans l'oxygène de l'air atmosphérique ils redeviennent rouges.

On trouve ce sang dans les affections causées par des empêchements mécaniques de la respiration ou des gaz irrespirables et dans les défaillances.

Le sang bilieux. Le sang dont le principe colorant mélanotique n'est pas renfermé dans les globules sanguins, mais il est dissous dans le fluide plastique à cause de la faiblesse des membranes de ces globules.

Le sérum de ce sang est foncé et rouge dans la coagulation.

Ce sang, comme le sang mélanotique n'est pareillement pas apte à respirer, et possède la propriété de déposer la bile dans les différents organes (*jaunisse*) et provoque une irritation fébrile dans le corps, à cause de la dissolution du principe colorant, comme nous le voyons dans la fièvre bilieuse.

Le sang paralytique. C'est un degré supérieur du sang bilieux. — Les globules sanguins sont entièrement paralysés. Le principe colorant complétement dissous dans le fluide plastique au point que les globules sanguins deviennent tout-à-fait pâles, et que le fluide plastique est maintenu par la masse du principe colorant.

C'est là le véritable caractère du sang poisseux dans le choléra.

Le sang dysplasmatique. C'est le sang où les matières dégagées des différents organes se trouvent

dissoutes dans le fluide plastique comme *p . ex :*
l'urée, l'ammoniaque, le pus, etc.

Le fluide plastique de ce sang se présente opaque, laiteux, ou purulent. C'est le sang des végétations malignes et des phthisiques.

Le sang apeptique. C'est le sang à l'état de la lymphe. Les globules sanguins sont pâles, faibles, ne respirent pas parfaitement, ne forment que bien peu de principe colorant et dépérissent avant leur maturité. Ce qui démontre que leur mue est accélérée.

La qualité inférieure de ce sang se montre dans les scrofules, et la qualité supérieure dans la chlorose.

Le sang dispeptique. Le renouvellement du sang est ici à l'état de crudité, dans lequel le fluide plastique contenant des aliments non élaborés, principalement de la gomme et du sucre, et ne pouvant arriver à sa maturité, fait qu'il est à l'état de lymphe.

Dans ce cas, l'élaboration de la la graisse, du principe colorant des globules sanguins, ou la coagulation de l'albumine du sérum y sont supprimées. Ce sang disposé à la dissolution se trouve chez les hydropiques, dans le diabète sucré et dans le scorbut.

Le sang anaplasmatique. Le sang est trop riche, avec une force prédominante à la coagulation du fluide plastique; car la force de la digestion est augmentée et la fonction des poumons diminuée.

Ce sang prédispose à des congestions, à des inflammations, à des exsudations, à des hypertrophies des différents organes.

Le sang anéréthique. Le sang surexcité. Ici existe une prédominance des globules sanguins sur la formation du fluide plastique, ou autrement la prédominance de la respiration sur la formation du sang.

Ce sang forme le véritable caractère du sang inflammatoire.

Après avoir démontré plus haut le double mouvement du sang normal, en vertu duquel non seulement le sang lui-même, mais encore d'autres parties du corps sont renouvelées; et après avoir également expliqué la différence qui existe entre la rénovation et la mue du sang altéré, il est nécessaire d'examiner le mouvement de la mue ou d'élimination dans d'autres systèmes.

MUE DES MUSCLES.

C'est l'azote qui est le principal élément chimique des muscles. La matière qui en sera muée devra donc être abondante en azote. Les éléments organiques des muscles, c'est-à-dire les fibrilles ayant rempli leur fonction en se contractant sans cesse, perdent enfin leur force vitale, se détachent des muscles, se mettent dans un état de colliquation et passent dans le sang à l'aide des vaisseaux lymphatiques où ils commencent à se décomposer en parties chimiques, ammonium carbonicum, ammonium aceticum, acetum lacticum. Ces parties chimiques s'introduisent dans les glandes de la peau et s'excrètent à l'extérieur sous la forme de sueur.

Toutes les causes qui diminuent la transpiration, par exemple, le froid qui contracte la peau, les maladies de la peau elle-même qui affaiblissent les glandes, enfin les maladies de ces mêmes glandes qui y retiennent la sueur, occasionnent la résorption de cette sueur par le sang, son adhésion aux muscles, et provoquent des rhumatismes. Or, si les muscles refusent de retenir ces parties muées, alors elles se jettent sur d'autres organes et y provoquent des rhumatismes, comme, par exemple la cardite rhumatismale, la colique rhumatismale, la pneumonie rhumatismale, etc.

La maladie ne passera que lorsque la sueur et même l'urine auront commencé à contenir de l'ammoniaque.

Il est évident que la sueur contient des parties dégagées par les muscles qui ont un rapport déterminé sur leur rénovation.

MUE DES NERFS ET DU CERVEAU.

C'est l'albumine qui est le principal élément chimique des nerfs. — La matière qui en sera muée devra donc être abondante en albumine.

Chaque atôme organique des nerfs est soumis à la métamorphose, se change premièrement en ammoniaque, celui-ci en acide urique qui, chez les animaux est excrété sous cette forme, chez les hommes l'acide urique est remplacé par l'urée.

Dans les spasmes et dans d'autres maladies nerveuses, l'urine est d'une couleur pâle, parce qu'alors le nerf ne mue pas.

Par suite de longs travaux intellectuels, la mue des nerfs est augmentée ; car plus le cerveau agit ou travaille plus il mue.

Les parties des nerfs alors sont tendues, elles s'épuisent et sont séparées sous la forme d'albumine, laquelle, résorbée dans le sang et changée en urée traverse les reins, la vessie, et enfin sous cette même forme se mêle avec l'urine et est excrétée avec elle.

Dans la maladie dite *tabes dorsalis*, dans laquelle a lieu une mue excessive de la moelle épinière à cause de son grand épuisement, l'urine contient beaucoup d'ammoniaque; car la moelle épinière n'a pas de force suffisante pour faire subir à l'albumine muée, toutes les métamorphoses dont nous avons parlé plus haut; et alors le produit de la mue se présente à nous sous la forme d'ammoniaque.

La suppression de la mue des nerfs fait que des parties qui sont déjà muées adhèrent aux nerfs, et ne pouvant en être séparées, les irritent et produisent des maladies, comme tétanos, cardialgie, etc.

Après des attaques de maladies nerveuses, on peut trouver dans l'urine des parties muées par les nerfs; et ces parties ont un rapport déterminé sur la rénovation des nerfs.

MUE DES OS.

Les parties chimiques, comme par exemple phosphas, calcis, calcium carbonicum, etc., muées par les os, sont résorbées de la même manière dans le sang, passent dans les reins et la vessie et s'excrètent avec l'urine. — Aussi dans le rachitisme où les os muent excessivement en rencontrons-nous plus que dans toutes les autres maladies.

MUE DE LA MEMBRANE MUQUEUSE.

La membrane muqueuse mue du mucus sous la

forme de lames qui se fondent dans un tissu qu'on appelle épithélium.

La mue accélérée et supprimée de la membrane muqueuse provoque souvent la phthisie.

MUE DE LA PEAU.

La peau mue sous la forme de desquammation de l'épiderme.

Dans la mue accélérée de la peau on voit surgir d'autres maladies, par la raison que la peau régénérée n'est pas consolidée, comme cela se voit dans les suites de la scarlatine et de la rougeole.

Dans la petite vérole la peau mue plus lentement, et par cette raison elle est à même de se consolider plus vite.

D'après les lois physiologiques de la corrélation des organes, la suppression de la mue de la peau produit les maladies des poumons, la suppression de la mue des poumons, la phthisie, la suppression de la mue du canal alimentaire les maladies du cerveau et autres.

SUPPRESSION ET ACCÉLÉRATION DE LA MUE.

La goutte, la gravelle, les kystes, etc., ne nous démontrent-ils pas la suppression de la mue ?

L'albuminurie, la phthisie pituiteuse, la lientérie, etc., ne nous présentent-elles pas une mue excessive ?

RÉSUMÉ

Ainsi l'art de guérir ne peut avoir d'autre but que d'agir sur la rénovation des parties altérées du corps, soit en modérant, soit en activant, soit en ralentissant, soit en accélérant l'assimilation et la décomposition, c'est-à-dire selon l'idée qu'on se fait de la nature des désordres qu'on est appelé à combattre.

En tout cas il ne peut être question que de savoir trouver la différence entre l'action primitive et consécutive des maladies et des médicaments, et d'être, comme dit Hufeland, le ministre et l'allié, et non le maître de la nature.